AF383756

DE QUELQUES COMPLICATIONS INFLAMMATOIRES

CONSÉCUTIVES

AUX LAPAROTOMIES

ET DE LEUR TRAITEMENT

TRAITEMENT DES ADHÉRENCES PELVIENNES

PAR LES EAUX CHLORURÉES-SODIQUES FORTES

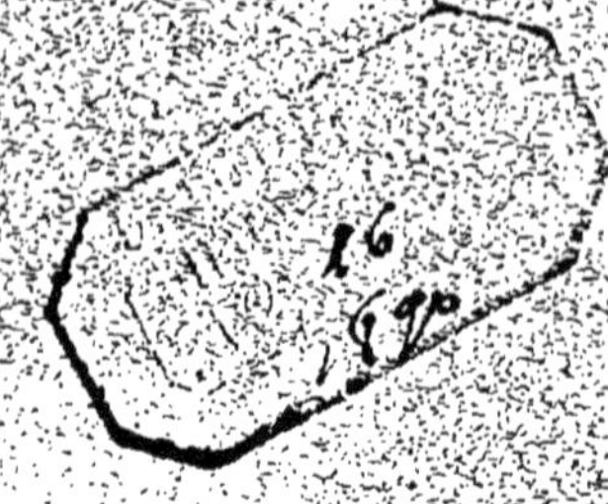

DE QUELQUES COMPLICATIONS INFLAMMATOIRES

CONSÉCUTIVES AUX

LAPAROTOMIES

ET

DE LEUR TRAITEMENT

TRAITEMENT

DES

ADHÉRENCES PELVIENNES

PAR

LES EAUX CHLORURÉES-SODIQUES FORTES

PAR

Le Dʳ PH. DE LOSTALOT-BACHOUÉ

ANCIEN INTERNE DES HOPITAUX DE PARIS
DE L'HOPITAL DES ENFANTS MALADES ET DU SERVICE GYNÉCOLOGIQUE DE L'HOPITAL
LOURCINE-PASCAL
LAURÉAT DES HOPITAUX DE PARIS
MÉDECIN CONSULTANT A SALIES-DE-BÉARN.

PARIS

G. STEINHEIL, LIBRAIRE-ÉDITEUR

2, RUE CASIMIR-DELAVIGNE, 2

1890

AUX LAPAROTOMIES

ET DE LEUR TRAITEMENT

TRAITEMENT DES ADHÉRENCES PELVIENNES

PAR LES EAUX CHLORURÉES-SODIQUES FORTES

INTRODUCTION

Il semblerait qu'une laparotomie bien faite, sous le couvert d'une asepsie rigoureuse et bien comprise, ne doive s'accompagner d'aucune lésion inflammatoire quelconque ; aujourd'hui le mot inflammation est synonyme d'infection, et cette infection au cours d'une laparotomie peut, dans certains cas, n'avoir pour conséquence que des troubles localisés, passagers, sans gravité, comme elle peut avoir des conséquences des plus funestes. Le titre de ce travail semble porter assurément en lui-même l'expression d'une erreur chirurgicale, puisque trouble inflammatoire, post-opératoire signifie erreur, faute opératoire ; nous n'avons nullement ici l'intention de critiquer les opérateurs qui ont observé et observent chaque jour à la suite de leurs opérations sur le ventre les complications inflammatoires que nous voulons étudier ; nous croyons au contraire qu'il n'existe pas de chirurgien qui, pratiquant journellement la chirurgie abdominale avec toute l'habileté et les précautions antiseptiques que nécessite ce genre d'opérations, n'ait pas observé dans nombre de cas ces inflammations localisées soit au niveau de l'incision abdominale, soit au niveau du pédicule de certaines ovariotomies, salpingectomies et hystérectomies. En général, quand on lit une statistique, on voit invariablement à la suite de chaque observation le mot : *guérie* ou *mort* ; guérie de son affection primitive, oui, la cause primordiale, trompe ou ovaire n'existant plus, mais guérie de son opération, non, pas toujours, et lorsqu'on revoit plus tard ces malades, on entend quelques-unes d'entre elles se plaindre de douleurs plus ou moins violentes siégeant tantôt dans les mêmes points que l'affection primitive, tantôt répandues dans toute l'étendue de la cavité abdomino-pelvienne. Tantôt ces douleurs sont fugaces, légères, ne troublant pour ainsi dire pas la santé de l'opérée qui sera désormais heureuse des bienfaits qu'elle aura retirés de l'opération, mais parfois ces douleurs revêtiront un caractère tel que leur intensité égalera et même dépassera celle des souffrances éprouvées avant la laparotomie ; à part les douleurs, et dans certains cas heureusement assez rares, on pourra voir survenir d'autres phénomènes morbides plus graves que nous signalerons dans un aperçu de la symptomatologie qui caractérise les complications inflammatoires de la laparotomie. Étudions d'abord la nature, le siège et les véritables causes de ces inflammations secondaires. Ce sont des produits inflammatoires caractérisés tantôt par des noyaux plus ou moins étendus de paramétrites ou de périmétrites localisées, se différenciant des paramétrites et des périmétrites localisées ordinaires en ce qu'elles ont une origine différente tout en ayant souvent le même siège, tantôt par des *adhérences* péritonéales plus ou moins diffuses dons la cavité pelvienne. Ces inflammations secondaires ont dans certains cas un siège assez bien déterminé : *le moignon du pédicule* et le voisinage de *la plaie abdominale ;* à ces deux sièges, qui ont une fixité à peu près constante, viennent s'ajouter les inflammations circonscrites qui occupent parfois différents points du péritoine et du tissu cellulaire pelvien ; le plus souvent les exsudats inflammatoires ne dépassent pas le petit bassin, quelquefois ils peuvent apparaître jusqu'au voisinage du diaphragme; dans une de nos observations nous voyons toute la masse intestinale recouverte d'adhérences dures et épaisses donnant au palper la sensation de plancher induré que l'on trouve dans la péritonite tuberculeuse sèche ; ajoutons que dans ce cas les exsudats inflammatoires si étendus ne se sont accompagnés d'aucun symptôme de péritonite ; ce fait rentre dans cette forme de péritonite généralisée non infectieuse décrite par Schrœder dont il est question plus loin. Ces produits inflammatoires survenant après une laparotomie peuvent être divisés en *septiques* et *non septiques*.

CHAPITRE I

INFLAMMATIONS SECONDAIRES SEPTIQUES.

Les produits inflammatoires *septiques* revêtent un caractère tout spécial de gravité en ce qu'ils sont le réceptacle des microbes pouvant séjourner plus ou moins longtemps à l'état de microbisme latent ; dans ce cas l'inflammation circonscrite ne s'accompagnera que de troubles douloureux plus ou moins retentissants qui accompagnent les exsudats inflammatoires non septiques, puis survienne une cause quelconque de débilitation, parfois sans cause déterminée, et l'on voit survenir la suppuration. Voici d'ailleurs comment les choses se passent habituellement : après une laparotomie dont les suites se sont très bien passées, sans température, la réunion de la plaie abdominale s'étant faite par première intention, on voit persister ou réapparaître des douleurs plus ou moins vives, siégeant généralement soit au lieu même de l'affection primitive (utérus, trompe, ovaire) soit au-dessous ou sur les côtés de la cicatrice abdominale ; ces douleurs d'abord sourdes, continues ou intermittentes sont exagérées par la pression et le palper bimanuel qui révèle autour du moignon de la trompe ou de l'ovaire amputés, ou dans l'un des points indiqués plus haut, l'existence d'une tuméfaction dure plus ou moins étendue, parfois mobile et donnant aux doigts la sensation d'une trompe et ovaire englobés dans des exsudats de périsalpingite ; cet exsudat peut rester dans un état torpide plus ou moins long, mais souvent, après quelques alternatives de douleur et de calme, on voit survenir de la fièvre, des élancements douloureux au siège de la lésion, la fluctuation est bientôt perçue, et si l'on n'intervient pas, l'abcès vient bientôt s'ouvrir le plus souvent au niveau de la cicatrice abdominale ; il reste néanmoins la possibilité de l'ouverture de l'abcès dans le péritoine ou l'un des organes avoisinants, vagin, vessie, intestin. Dans les cas où l'abcès s'est ouvert spontanément au niveau de la cicatrice abdominale, on a pu presque toujours sentir les jours précédents un véritable raphé inflammatoire réunissant la cicatrice et le noyau enflammé ; la conséquence la plus ordinaire de l'ouverture de l'abcès est la persistance d'un trajet fistuleux qui ne se tarira le plus souvent qu'après un curage de sa cavité, et l'élimination d'un fil de soie, cause fréquente du délit ainsi que nous le démontrons plus loin.

Les causes des inflammations septiques secondaires aux laparotomies sont nombreuses ; d'une façon générale elles peuvent être le résultat de toute faute d'asepsie si minime soit-elle, mais il en est une spéciale sur laquelle nous désirons attirer l'attention, et qui siège dans les fils de suture employés habituellement, la soie et le catgut. La plupart des chirurgiens employent les fils de soie pour la ligature du pédicule des ovariotomies et salpingectomies, utilisant les fils d'argent ou le crin de Florence pour suturer la plaie abdominale ; peu de chirurgiens en France pratiquent à l'exemple de notre maître M. Pozzi des sutures continues au catgut à trois étages pour fermer la cavité abdominale; ce procédé, qui, soit dit en passant, assure une cicatrice incomparablement plus belle sans qu'elle en soit pour cela moins solide, nécessite des soins antiseptiques plus minutieux et plus difficiles que le nécessitent les autres procédés de suture; quoi qu'il en soit, c'est presque toujours le fil de soie qui a servi à lier le pédicule qui est le point de départ des foyers inflammatoires secondaires septiques ; cela se conçoit facilement, étant donnée la facilité avec laquelle les substances poreuses qui composent la soie et le catgut s'imbibent des liquides septiques qui peuvent provenir du pédicule, ou qui se sont formés au voisinage de l'intestin dont le revêtement endothélial a été plus ou moins détruit par les doigts de l'opérateur ou par la rupture d'adhérences préexistantes ; le plus souvent c'est directement par le pédicule, et malgré la cautérisation de son moignon qui a précédé sa réduction dans l'abdomen, que se fait l'infection ; on peut en effet admettre qu'au moment de la chute des eschares déterminées par la cautérisation, les microbes contenus dans ce qui reste de la trompe ou venus directement de la cavité utérine peuvent se répandre facilement à la surface du pédicule déterminant ainsi un foyer inflammatoire septique péripédiculaire. C'est ainsi que le fil de soie ligateur peut s'imprégner de germes septiques et devenir le foyer qui alimente les trajets fistuleux qui persistent parfois d'une façon si désespérante. Disons, en passant, que ces infections secondaires par le pédicule n'ont guère lieu qu'à la suite des pyosalpingectomies ; le fait est rare dans les affections non septiques des annexes ; cependant le fait peut se produire dans ce dernier cas ; c'est ainsi que Eck (1) dans un cas d'énucléation de myôme

(1) *Woj. med. journ.* 1877, oct.-nov.

intra-ligamenteux, après avoir isolé le péritoine sur une étendue de douze centimètres au niveau du bord antérieur de la tumeur, sectionna l'utérus à l'aide du galvano-cautère, saisit de chaque côté les vaisseaux dans des ligatures en masse, ramena le lambeau de péritoine par-dessus le pédicule et le sutura avec la séreuse du cul-de-sac de Douglas ; les chefs des fils furent coupés très courts et laissés dans la cavité abdominale ; guérison, mais sept mois plus tard abcès pelvien, élimination du pus et des ligatures par le pédicule. Dans nos observations, presque toutes les fois que les exsudats péripédiculaires ont suppuré, le pus est venu se livrer passage au niveau de la cicatrice abdominale ; il a été dès lors facile d'introduire une petite curette de Volkman à long manche jusqu'au niveau du foyer suppuré et de retirer le corps du délit, le fil de soie qui avait servi à lier le pédicule ; à partir de ce moment les parois du trajet ont bourgeonné et la cicatrisation s'est faite rapidement ; dans quelques cas il a été impossible d'extraire le fil et la suppuration a continué jusqu'à l'élimination spontanée.

CHAPITRE II

INFLAMMATIONS SECONDAIRES NON SEPTIQUES. ADHÉRENCES.

A côté des inflammations septiques que nous venons d'étudier, nous devons placer, par ordre de gravité décroissante, les inflammations localisées ou généralisées du péritoine qui aboutissent simplement à la formation d'adhérences ; ces inflammations, quoique pouvant avoir comme conséquences des complications fâcheuses, tirent leur moindre gravité de leur défaut de septicité et de la possibilité de les guérir sans avoir recours à une opération grave comme celles qui portent sur un foyer purulent de la cavité abdomino-pelvienne.

La formation de ces adhérences a vivement préoccupé les gynécologistes étrangers surtout, et les soins minutieux qu'ils ont mis à les étudier les ont conduits à en rechercher la cause dans des sources multiples : c'est ainsi que Schræder admet l'existence d'une péritonite générale non infectieuse ne se révélant par aucun des symptômes considérés comme caractéristiques de la péritonite générale, et en particulier par des troubles du sensorium et l'altération du pouls ; au point de vue anatomo-pathologique, cette forme de péritonite présente les mêmes caractères que la péritonite infectieuse : infection du péritoine pariétal et viscéral, épanchement de liquide fibrineux plus ou moins troublé, fausses membranes ; l'existence seule de micro-organismes les différencie l'une de l'autre ; il est très fréquent de voir cette forme de péritonite accompagner les tumeurs ovariennes, et les circonstances qui ont été notées comme en favorisant le développement sont la rupture des kystes, la torsion ou l'élongation du pédicule, parfois l'inflammation spontanée des tumeurs. Il existe également des cas de péritonite générale non infectieuse qui se sont développés sous l'influence d'affections des trompes, et dans quelques cas rares, sous l'influence des myômes, ainsi que A. Martin l'a observé. Lohlein et Litzmann ont vu cette forme de péritonite accompagner souvent les kystes dermoïdes. Quoi qu'il en soit, nos observations nous permettent de la considérer comme survenant très souvent après les laparotomies sans qu'une antisepsie ou une asepsie non rigoureuse soit à incriminer ; il est au contraire possible qu'une antisepsie *trop rigoureuse* puisse en être une des causes, et cette cause réside dans l'emploi de liquides caustiques employés pour la désinfection du péritoine. D'ailleurs les causes qui entraînent la formation des adhérences peuvent être bien différentes tout en pouvant se trouver réunies ; ces causes peuvent être considérées comme étant les suivantes :

1° Traumatisme ;

2° Action des méthodes de désinfection ;

3° Les épanchements sanguins.

1° *Traumatisme.* — Toute laparotomie nécessite un traumatisme qui consiste dans l'incision des parois du ventre, l'ouverture du péritoine et la manipulation plus ou moins violente de l'intestin revêtu du feuillet viscéral de la séreuse ; une des conditions les plus absolues de réussite de l'opération, sans qu'il y ait formation d'adhérences, consiste à réduire le traumatisme à son minimum ; de là la supériorité que possède un chirurgien qui, sans se départir bien entendu de l'asepsie la plus parfaite, opère avec rapidité ; outre qu'il atténue ainsi l'ébranlement nerveux qui suit plus ou moins les laparotomies de longue durée, il altère le moins possible l'épithélium péritonéal dont la desquamation s'oppose à la résorption des liquides épanchés dans la cavité péritonéale ; ce sont ces liquides qui, n'étant plus résorbés, laissent déposer à la surface des intestins la fibrine qui présidera à la formation des adhérences. A l'importance que nous attribuons à la rapidité de l'opération, nous ajouterons celle des incisions abdominales les plus petites possible, qui restreignent, cela se conçoit, le traumatisme, et, partant, les adhérences dont un siège de prédilection se trouve précisément être le péritoine suturé au niveau de la cicatrice abdominale.

Les lavages du péritoine, lorsqu'ils sont faits précipitamment, lorsque le liquide est versé d'une trop grande hauteur, et avec une force de jet trop considérable, agissent inefficacement par traumatisme en rudoyant l'épithélium ainsi que le font les doigts de l'opérateur.

2° *Action des méthodes de désinfection du péritoine*. — Nous avons dit plus haut quelle importance les gynécologues doivent attacher à l'action des liquides employés pour le lavage du péritoine ; nous exposerons plus loin le résultat de nos expériences personnelles sur des animaux ; voyons d'abord quelle est à ce sujet l'opinion des gynécologues étrangers qui se sont occupés de cette question. C'est

ainsi que Müller, afin d'éviter les adhérences, tout en rejetant l'emploi de bandages compressifs après les laparotomies, conseille, afin de séparer entre elles les anses intestinales et empêcher leur adhérence, d'injecter dans le
ventre un liquide stérilisé qui ne devra agir sur l'intestin
ni mécaniquement, ni chimiquement, et que l'on aura bien
soin de retirer ensuite du ventre. Müller conseille à cet
effet une solution de chlorure de sodium à 1 0/0 à la température du sang ; il a été jusqu'à injecter dans un cas
2.400 grammes de cette solution. Les expériences de Delbet
l'ont amené également à conseiller le lavage du péritoine
avec la solution de chlorure de sodium, jusqu'à saturation
du sang ; mais dans ce dernier cas cette saturation a pour
but de permettre les lavages au sublimé sans qu'il y ait
absorption de bichlorure de mercure, ce qui n'enlève pas
à celui-ci sa causticité vis-à-vis de l'endothélium péritonéal.

Olshausen, tout en considérant l'iodoforme comme cause
possible d'adhérences, déconseille les injections chlorurées
de Müller, il les trouve même dangereuses, ayant vu survenir un shok après une injection d'une solution de thymol.
_ D'après *Olshausen* le point de vue auquel se place Müller n'est que théorique, car les obstructions par adhérences surviennent rarement quand il y a adhérence des anses
intestinales entre elles, mais bien plutôt lorsque les anses
adhèrent au pédicule. *Kaltenbach* attribue les adhérences
à une désinfection insuffisante du péritoine; pour lui, le
sublimé est le meilleur garant des adhérences ; telle n'est
pas l'opinion de Gusserow qui a trouvé souvent des adhérences au cours de laparotomies secondaires, sans que l'on

ait noté chez les malades le moindre signe de péritonite.
Krukenberg a vu plusieurs fois se former des adhérences dans des laparotomies expérimentales sur des animaux, après l'emploi de solutions fortes de sublimé pour laver la cavité abdominale, mais l'emploi de solutions faibles lui a donné de meilleurs résultats.

Sanger, se basant sur ses expériences, dit qu'un traumatisme suffit pour provoquer des adhérences, et celles-ci se développeraient à la suite de toute laparotomie.

Cette dernière assertion de Sanger nous paraît être la seule vraie ; d'ailleurs les expériences toutes récentes que nous avons faites sur des lapins viennent à son appui.

Nous avons pris six de ces animaux que nous désignerons par les chiffres 1, 2, 3, etc. ; voici ce que nous avons constaté :

Lapins 1, 2.

Incision abdominale de *4 centim.* ; injection de 250 gr. d'une solution de sublimé à 1/2000 ; évacuation du liquide avec de petites éponges montées bien aseptisées, fermeture du ventre avec des sutures continues au catgut. Les animaux sont abattus 15 jours plus tard ; voici ce que nous trouvons : adhérences abondantes, blanches et fines, vasculaires, répandues sur toute la surface du gros intestin ; celui-ci est adhérent à la vessie et surtout à l'intestin grêle ; une véritable trame d'adhérences réunit les anses de l'intestin grêle entre elles, *pas d'adhérences avec la cicatrice abdominale.*

Lapins 3, 4.

Incision abdominale de *12 centim.* ; injection intra-péritonéale de 250 gr. d'une solution tiède de chlorure de sodium à 1/100 ; évacuation complète du liquide et fermeture du ventre par le même mode de sutures.

– Animaux abattus 15 jours plus tard ; adhérences (moins nombreuses cependant que chez les n°s 1 et 2), existant entre le gros intestin et l'intestin grêle ; adhérence du gros intestin sur toute l'étendue de la cicatrice abdominale ; ces adhérences sont très épaisses, fibreuses et tellement solides que leur arrachement entraîne une déchirure de la tunique superficielle de l'intestin.

Lapins 5 et 6.

Incision abdominale de *4 cent.* sans injection d'aucun liquide ; manipulation légère et rapide de la partie inférieure de la masse intestinale au moyen d'un doigt introduit dans le ventre, fermeture du ventre.

Animaux abattus 15 jours plus tard ; seulement quelques fines adhérences des anses entre elles chez l'un des 2 lapins seulement ; au niveau de la suture du péritoine on note simplement quelques plaques laiteuses, mais *aucune adhérence.*

Bien que nos expériences aient porté sur un nombre restreint d'animaux, nous pouvons à la rigueur en tirer les conclusions suivantes : que les adhérences se forment à la suite de toute laparotomie, mais surtout lorsqu'on pratique des lavages du péritoine et que les incisions abdominales sont étendues ; c'est pour cela que, bien que nous soyons obligés de nous répéter souvent, on doit être sobre en ce qui concerne les injections de liquide dans le ventre, et ces injections ne sont justifiées que par l'existence d'une affection septique qui aura pu au cours d'une laparotomie infecter la séreuse péritonéale ; et dans ce dernier cas on doit

2

rejeter l'emploi de solutions dont la causticité est suscep-
tible d'altérer les épithéliums.

Indépendamment du traumatisme, que celui-ci soit produit par l'opérateur lui-même ou bien par les liquides in-
jectés dans le ventre, il faut reconnaître aussi comme cause
fréquente d'adhérences les *épanchements sanguins* plus ou
moins considérables qui peuvent se faire dans la cavité
péritonéale ; telle est également l'opinion de Redner qui
attribue une grande importance aux petites hémorrhagies ;
celles-ci proviennent soit de la rupture avec les doigts
d'adhérences préexistantes à l'opération, soit de la chute
des petites eschares qui ont été déterminées par les liquides caustiques employés comme désinfectants ; le suintement sanguinolent qui se fait à la surface de l'extrémité du
moignon du pédicule peut être également une cause d'adhérences. Disons, en passant, que dans certains cas la formation des adhérences est salutaire, comme moyen de
contention d'un utérus fixé à la paroi abdominale par exemple ; elle est même recherchée lorsqu'il s'agit d'isoler la séreuse péritonéale d'un foyer de suppuration ou d'un voisinage devenu dangereux par le déversement d'un liquide
septique, pus, urine, matières fécales ; c'est le but qu'on se
propose par le tamponnement antiseptique du péritoine préconisé par Mickulicz et employé en France par le Dr *Pozzi* ;
le tamponnement fait avec de la gaze iodoformée isole
d'abord par lui-même la partie tamponnée du reste de la
séreuse, puis il détermine une péritonite plastique aseptique qui donnera lieu à des adhérences limitatrices.

Siège des adhérences. — Le siège habituel des adhérences
post-opératoires est généralement assez bien défini par les

douleurs qu'accusent les malades, par le toucher vaginal et le palper abdominal ; les laparotomies secondaires qui ont été faites (1) ont contribué à nous montrer qu'elles se développent habituellement au niveau de la cicatrice abdominale, soit entre les anses intestinales et le péritoine pariétal, soit entre les anses entre elles ; la dilacération du péritoine entre pour la plus grande part dans les causes de ces adhérences au niveau de la plaie abdominale de même que pour celles qui siègent très fréquemment dans le cul-de-sac de Douglas ; ce point de la séreuse est souvent meurtri, décollé au cours d'une laparotomie, et devient impropre à la résorption des liquides épanchés ; c'est devenu un espace mort, *todter raum*, ainsi que l'a dit Mickulicz. *La cicatrice abdominale, le Douglas* et *le pédicule* constituent les endroits où se développent les adhérences ; ce dernier siège serait même la zone dangereuse d'après Olshausen, en ce qu'il serait le point de prédilection de l'iléus qu'on a observé parfois à la suite des laparotomies.

Les adhérences ont une évolution variable au point de vue des symptômes douloureux ; souvent quelques douleurs vives, diffuses dans la cavité abdomino-pelvienne ou bien consistant en une sensation de tiraillement indiquent leur présence ; ces douleurs revêtent quelquefois un caractère de grande acuité lorsqu'il y a adhérence d'une ou plusieurs anses intestinales au niveau de l'un des points indiqués plus haut ; c'est ainsi que nous l'avons observé chez une malade qui, après l'ablation de ses annexes atteints

---

(1) MEINERT, de Dresde (*Zeitschrift für geburtshülfe und gynœk.*) Band XII, Left II.

d'ophroo-salpingite qui la faisaient beaucoup souffrir, a commencé à éprouver quelques jours plus tard des douleurs plus vives et plus aiguës dans le cul-de-sac latéral gauche ; le toucher permettait de sentir à ce niveau des brides transversales dont la pression réveillait des douleurs lancinantes très vives, irradiées dans le bas-ventre et vers l'anus ; le diagnostic d'adhérences intestinales dans le cul-de-sac de Douglas n'est jamais que présomptif la plupart du temps ; il serait même impossible à faire s'il n'y avait eu préalablement l'ablation des annexes ; cette difficulté de différencier les ophroo-salpingites de l'*entérocèle adhésive* a été signalée par Doléris (1).

Les adhérences peuvent être disséminées à la surface de tout le paquet intestinal et entre les adhérences : dans ce cas le ventre a perdu sa souplesse, et la moindre pression réveille une sensation de tiraillement très pénible dans tout l'abdomen ; celui-ci est dur, peu dépressible, la malade marche péniblement courbée, à la façon de certaines femmes qui ont subi une hystérectomie abdominale et chez lesquelles *la rétraction du pédicule extra-péritonéal* exerce des tiraillements très douloureux au niveau de la cicatrice. Nous avons observé ce fait chez une malade opérée d'un double pyosalpinx et chez laquelle la température n'avait jamais dépassé 37°,5 ; les douleurs ont aujourd'hui à peu près disparu sous l'influence du massage et des bains sulfureux. On conçoit aisément, ainsi que le fait observer M. L. Championnière, que les organes du petit bassin sujets à la congestion et à la distension soient le siège de vives douleurs dues aux adhérences ; les adhérences

(1) DoLÉRIS : *Nouvelles Archives de gynéc.*, 25 août 1889.

de l'épiploon sont surtout très douloureuses et, pour s'en rendre compte, il ne suffit que de songer aux souffrances intolérables qui accompagnent l'adhérence de l'épiploon dans une hernie.

Dans certains cas heureusement rares, les adhérences ont pu se développer sans manifestation d'aucun symptôme jusqu'au jour où ont apparu subitement les phénomènes les plus graves : ballonnement du ventre qui est douloureux, vomissements, refroidissement, altération du pouls, facies abdominal, tous symptômes d'une obstruction intestinale, ainsi que plusieurs observations en ont été rapportées à l'étranger.

CHAPITRE III

COMPLICATIONS DUES AUX ADHÉRENCES

Il suffit de songer aux complications graves qui peuvent survenir après les laparotomies et qui sont le résultat d'adhérences, pour considérer ces dernières comme comportant un pronostic sérieux ; nous signalons en effet un peu plus loin quelques observations d'obstructions intestinales et de fistules stercorales consécutives à des laparotomies. L'un et l'autre genre d'accidents peuvent se produire ou bien immédiatement ou bien au bout de plusieurs mois et même d'années.

L'obstruction peut se faire suivant deux mécanismes : par *rétrécissement du canal intestinal* ou bien *par étranglement par brides* autour desquelles l'intestin peut s'enrouler et s'étrangler ; dans le premier cas, l'intestin se trouve resserré par des amas d'adhérences qui l'englobent et diminuent son calibre au point d'amener l'occlusion de sa lumière ; tel est le cas d'une opérée de Müller dont il a publié l'observation (1). Chez cette femme, âgée de 25 ans, un kyste colossal de l'ovaire présentait des adhérences à la paroi abdominale étendues de la symphyse au foie, tandis que la masse intestinale était soudée à la paroi postérieure de la tumeur ; à la suite de l'ovariotomie, il se

(1) Zur Nachbehandlung schwerer Laparotomien (*Corr. Al. f. schw, Aertzte* 1er oct. 1886.

développa des adhérences qui formaient des travées étendues de la paroi abdominale antérieure à la postérieure. Dans-la-4ᵉ semaine- apparaissent des symptômes d'étranglement interne qui nécessitent une nouvelle laparotomie. La malade ayant succombé quelques jours plus tard, on trouva qu'à partir du promontoire la paroi abdominale antérieure présentait des adhérences qui s'inséraient à la postérieure sur une longueur de 25 centim. ; le calibre d'une anse intestinale était complètement effacé par un amas d'adhérences qui l'entourait.

Le second mécanisme suivant lequel peut se produire l'obstruction consiste dans l'enroulement d'une anse intestinale autour d'une adhérence, ou bien encore à l'enroulement d'une anse autour d'une autre anse adhérente ; ce dernier mode d'obstruction a été observé par J. Shively (1) : chez une malade qui, 6 ans auparavant, avait subi l'ovariotomie et était restée depuis sujette à des coliques douloureuses avec constipation, il se produisit tout à coup un étranglement interne qui entraîna la mort en 5 jours. A l'autopsie, on constate, outre les traces d'une ancienne péritonite diffuse, une adhérence intime d'un point de l'iléon à 18 pouces du cœcum, avec l'angle inférieur de la cicatrice opératoire.

Autour de ce court segment intestinal s'était enroulée et comme nouée deux fois une anse d'intestin grêle, de manière à former une obstruction complète, qui aurait du reste pu être facilement levée par la laparotomie. — C'est ce dernier mode d'étranglement qui serait le plus commun, c'est-à-dire dans les cas d'adhérence de l'intestin avec

(1) *New-York med. Journ.*, 13 sept. 1884.

la cicatrice abdominale ou le pédicule. Suivant Olshausen liléus surviendrait surtout lorsque l'intestin adhère au pédicule, plus rarement quand il y a des adhérences des anses intestinales entre elles (1). L'entérosténose peut également se produire par adhérence de l'intestin avec un point du péritoine pariétal : c'est ce qui ressort d'une intéressante observation de Handfield Jones (2), concernant une laparotomie que ce chirurgien a pratiquée pour remédier à une obstruction intestinale survenue après une ovariotomie. « Il s'agit d'une femme de 43 ans, vierge, qui avait consulté M. Anderson, en 1888, pour une tumeur abdominale dont l'existence remontait à deux ans ; la nature et le siège de cette tumeur n'avaient pu être reconnus, le toucher vaginal n'ayant pas été pratiqué.

En février 1889, M. Handfield Jones, appelé en consultation, constata que la partie inférieure de l'abdomen était occupée par une tumeur solide, remontant à deux travers de doigts au-dessus de l'ombilic. Ce néoplasme, dont le volume dépassait celui d'un utérus gravide de sept mois, avait une consistance pierreuse ; sa surface était régulière ; il était possible de le mouvoir latéralement ; enfin il n'adhérait pas à la paroi abdominale. Le toucher vaginal, pratiqué sous le chloroforme, permit de constater que l'utérus était petit, abaissé, en rétroflexion, et tout à fait indépendant de la tumeur abdominale. On porta alors le diagnostic de tumeur ovarienne, probablement de nature maligne et accompagnée d'ascite. Le cœur, les poumons, tous les autres organes étaient normaux ; l'urine ne contenait pas d'albu-

---

(1) *Arch. für Kynœk.* Dand. VIII, heft. 3.
(2) *Lancet* de nov. 1889.

mine. Comme la malade avait considérablement maigri, M. Handfield Jones proposa une opération. Il est à noter que, depuis le début de l'affection, la malade avait continué à être régulièrement réglée.

Opération le 16 février. A l'ouverture du péritoine, il s'écoula une certaine quantité de liquide ascitique ; il existait entre le néoplasme et la paroi abdominale quelques adhérences qui furent aisément rompues, on constata alors que la tumeur était partout solide, sauf en haut et à gauche où il y avait un petit kyste qui se dirigeait du côté de la rate. Le pédicule de la tumeur, une fois saisi entre deux pinces, fut sectionné ; il était petit, épais et constitué par le ligament large droit.

L'examen de la tumeur montra que c'était un fibro-sarcome de l'ovaire droit. L'opération ayant duré une heure 24 minutes, la malade resta très affaiblie pendant quelques heures, mais se remit très bien, cependant.

Pendant les huit jours qui suivirent l'intervention chirurgicale, il n'y eut rien à noter du côté du ventre, mais dès le surlendemain de l'opération la malade se mit à tousser et la respiration devint fréquente et pénible. A l'auscultation on constatait à la partie supéro-antérieure du poumon droit tous les signes d'une broncho-pneumonie. Le poumon gauche ne tarda pas à se prendre.

Le 5 mars, alors que la complication pulmonaire était en pleine régression, la malade se mit à vomir et les vomissements se répétèrent les jours suivants et devinrent fécaloïdes. L'administration d'une assez forte dose d'opium calma les vomissements ; cependant le cours des matières ne se rétablit pas et, le 8 mars, les vomissements stercoraux reparurent. Le ventre était très légèrement ballonné, non douloureux ; la température était normale, mais l'état général de la malade était cependant altéré et les forces avaient diminué notablement.

Le 9, l'état général s'étant aggravé, M. Handfield Jones fit une nouvelle laparotomie ; la paroi abdominale fut incisée au même endroit que lors de la première opération et on put constater que l'étranglement portait sur la partie supérieure de l'iléon qui adhérait au péritoine pariétal juste au niveau du cœcum, cette adhérence était le fait d'une péritonite localisée ; ce ne fut qu'avec peine que l'anse étranglée put être séparée du péritoine pariétal. En cherchant s'il n'existait pas d'autres parties de l'intestin étranglées, on trouva que deux anses intestinales étaient accolées au promontoire sacré par des bandes de tissu fibreux de formation récente. On sectionna ces bandes et on referma la cavité péritonéale.

L'opération avait duré 1 heure 1/2.

La malade eut dans la soirée quelques vomissements fécaloïdes qui cessèrent le lendemain pour ne plus reparaître. Au bout de huit jours les sutures faites à la paroi abdominale furent enlevées, et un mois après la guérison était complète.

Lors de la première opération, M. Jones avait remarqué que l'intestin grêle adhérait à droite à la paroi abdominale, et pendant qu'il détachait les adhérences qui existaient à ce niveau, il s'était produit une hémorrhagie. Il s'était fait là, après l'ovariotomie, un point de péritonite qui avait amené à nouveau l'adhérence de l'intestin au péritoine pariétal.

L'obstruction intestinale après les laparotomies constitue un fait encore assez fréquent. Cet accident, avons-nous
dit, peut dans certains cas se produire immédiatement
après l'opération ; c'est qu'alors une anse intestinale a été
comprise dans le pédicule.

Dans d'autres cas, l'obstruction se manifeste lentement,
comme dans le cas rapporté plus haut ; elle peut revêtir
une forme chronique, commençant par une simple constipation très opiniâtre, pour revêtir ensuite des caractères
graves qui disparaîtront la plupart du temps après l'administration d'un purgatif énergique, pour reparaître plus
tard, si le libre fonctionnement de l'intestin n'est pas soigneusement surveillé. On voit cette forme à répétition
survenir principalement à l'époque des règles, la copros-
tase entraînant une congestion et un engoûment de l'intestin d'autant plus facile qu'à ce moment la congestion
des organes du bassin est plus intense.

Le diagnostic des obstructions, survenant longtemps
après une laparotomie ou revêtant la forme chronique, est
en général facile à faire. Il est au contraire très difficile
quand l'obstruction se manifeste peu de temps après l'o-
pération. On a alors en effet tendance à rapporter les accidents observés soit au shok opératoire, soit à une péritonite septique. Dans un livre qu'il a publié sur l'obstruction
intestinale à la suite de l'ovariotomie, M. Hirsch rapporte
quatorze cas de ce genre. Une fois seulement une nouvelle
laparotomie fut faite, avec succès d'ailleurs. C'était dans
un cas semblable à celui de M. Handfield Jones. Nous
pourrions rapporter ici de plus nombreuses observations
d'obstructions intestinales survenues après des laparoto-

mies ; c'est, ainsi que nous le disions, un fait assez fréquent pour que Bumm dans ces derniers temps ait pu en rapporter trois observations prises dans l'espace de six mois à la clinique gynécologique de Wursbourg (1).

Nous n'avons eu en vue dans cet aperçu des complications consécutives aux laparotomies que les cas d'obstruction intestinale susceptibles de se montrer un temps assez long après l'ouverture du ventre, laissant de côté les obstructions qui surviennent les premiers jours qui suivent les laparotomies et qui sont le résultat de la paralysie intestinale ; nous ne voulons pas discuter ici la question de savoir si ces paralysies intestinales sont le fait d'une inflammation du péritoine ou simplement du shok opératoire ; s'il est vrai qu'en présence d'un plan musculaire paralysé sous-jacent à une séreuse on est en droit de soupçonner une inflammation de cette séreuse, il est cependant probable que dans bien des cas, surtout lorsque l'opération a duré longtemps, le traumatisme opératoire a pu déterminer un ébranlement du sympathique suffisant pour entraîner une paralysie consécutive des plans musculaires de l'intestin ; le fait ne peut-il d'ailleurs se passer ici de la même façon qu'une monoplégie survenant à la suite d'une commotion du plexus brachial ?

La paralysie intestinale tout en n'étant pas d'origine inflammatoire pourra néanmoins être une cause d'adhérences en maintenant immobilisées les anses intestinales ; on sait qu'aujourd'hui la plupart des chirurgiens donnent le lendemain ou le surlendemain de l'opération un purgatif ou un lavement à leurs malades dans le but de provoquer les

---

(1) *Sitz., d. phys. med. gesel. su Wursburg*, p. 19.

mouvements péristaltiques de l'intestin et d'éviter par cela même la formation d'adhérences.

Nous avons signalé plus haut les *fistules* stercorales comme pouvant être une complication des adhérences ; comment le fait se produit-il, c'est ce que nous croyons difficile d'expliquer ; est-ce la même lésion intestinale qui a déterminé la formation d'adhérences qui amène la fistule ?

Nous ne parlons pas ici bien entendu des lésions intestinales pouvant avoir lieu au cours de l'opération et dues au bistouri du chirurgien, ou bien des déchirures des tuniques intestinales déterminées par l'arrachement d'adhérences ; dans ce dernier cas la fistule stercorale s'établit immédiatement après l'opération. Les observations que nous rapportons ici présentent ce fait intéressant que la fistule ne s'est montrée que 6 à 8 jours après l'opération pour guérir d'ailleurs spontanément 5 à 6 jours après ; Müller explique ces accidents par la soudure ultérieure d'adhérences rompues au cours de l'opération ; nous avouons ne pas bien comprendre ce mécanisme. A nos trois observations nous ajouterons celle que rapporte Müller ; elle concerne une femme de 62 ans opérée pour un énorme fibro-sarcome utérin. Il se forma consécutivement une fistule stercorale qui occasionna la mort par marasme 4 mois après la laparotomie. A l'autopsie on trouva que la fistule provenait d'une anse adhérente au moignon utérin.

Observation I. — Marie Roby, 28 ans, opérée le 14 novembre 1889 pour une double pyosalpingite, à l'ouverture du ventre on trouve lè péritoine épaissi, adhérent à une masse sous-jacente constituée par l'épiploon enflammé. En décorticant l'épiploon, on donne issue à une certaine quantité de pus extrêmement fétide, verdâtre, mal lié. Résection de dix centimètres environ d'épiploon ; on tombe ensuite, *à droite*, sur une tumeur volumineuse (grosseur d'une orange) adhérente de toutes parts aux parois pelviennes et à l'intestin. En libérant cette tumeur de ses adhérences on la crève, et elle donne issue à un demi-verre de pus crémeux, assez fétide. La poche formée par la trompe est enlevée après ligature du pédicule par un nœud de L. Tait.

A gauche la trompe présente le volume d'une grosse noix ; elle est très adhérente et renferme du pus ; ligature du pédicule par le même procédé.

Lavage du péritoine avec une solution de chlorure de sodium tiède ; drainage vaginal au moyen d'un tube en croix, et drainage et tamponnement antiseptique de la cavité pelvienne au moyen du sac iodoformé de Mickulicz. Ablation du sac le 4e jour ; il est remplacé par une lanière de gaze iodoformée. Le 5e jour, au matin, *le pansement est souillé de matières fécales* ; on pratique alors un lavage à l'eau boriquée et on replace une lanière de gaze iodoformée ; pansement deux fois par jour les jours suivants.

Au 7e jour, désunion de toute la plaie, les fils ayant suppuré.

Le tube en croix est enlevé le 10e jour, bien qu'il donne passage à une assez grande quantité de liquide purulent ; lavage du clapier abdominal à la solution du permanganate de potasse à 1/3000. *La fistule stercorale se ferme spontanément vers le 15e jour.* Le 20e jour, pus bleu très fétide ; au moyen du trocart courbe de Chassaignac, on passe un tube à drainage qui ressort à la paroi abdominale et passe par le cul-de-sac vaginal postérieur. Ce tube est enlevé le 32e jour ; la suppuration est tarie ; la plaie abdominale bourgeonne et est presque cicatrisée.

Observation II. — Nathalie Besse, âgée de 20 ans, réglée à 12 ans irrégulièrement jusqu'à 14 ans. Mariée à 19 ans ; pas de douleurs abdominales antérieurement. En décembre 1888, la malade, quelques jours après ses règles, éprouve subitement une très vive douleur dans l'abdomen ; pas de syncope, cette douleur a duré une heure de temps ; des crises douloureuses sont revenues tous les jours à heure fixe pendant 15 jours ; la malade est alors entrée à l'Hôtel-Dieu dans le service du Dr Dumontpallier ; amélioration notable ; il y a trois semaines, vers le milieu d'août, la malade fut reprise après ses règles d'une nouvelle douleur subite, comme les autres fois, moins vive cependant.

Le 27 août, la malade a perdu pendant 12 heures du sang très rouge ; cette perte a coïncidé avec l'époque des règles.

Examen au moment de son entrée à l'hôpital Pascal : *Ventre* chaud, tendu, douloureux.

Au toucher : col aplati, abaissé, orifice externe entr'ouvert.

Corps de l'utérus immobile. Dans le cul-de-sac antérieur, on sent une masse difficile à délimiter, cul-de-sac postérieur libre dans sa partie médiane. Les culs-de sac latéraux sont occupés par les extrémités de la tumeur qui embrasse comme un croissant la face antérieure de l'utérus.

Diagnostic : Hématosalpinx.

Opération pratiquée les premiers jours de septembre 1889 par M. Picqué : incision abdominale de dix centimètres ; on trouve le péritoine extrêmement épaissi, adhérent à l'épiploon sous-jacent. On l'incise sur la sonde canelée. Les doigts allant à la recherche de la tumeur tombent *à gauche* sur une poche qui se rompt et donne issue à un demi-litre de sang noir ; aucune trace de pus.

A droite les annexes sont enfouis dans une masse compacte très dure, dans laquelle il est impossible de les décortiquer ; M. Picqué les abandonne.

En raison des nombreuses et solides adhérences qui unissent des anses intestinales à la paroi supérieure de la poche gauche et dont quelques-unes ont été détachées, M. Picqué se contente de laver la poche qu'il a ouverte et placer un drainage antiseptique au moyen du sac iodoformé de Mickulicz.

Enlèvement du drainage le 5e jour : il est souillé de matières fécales ; on le remplace par des lanières de gaze iodoformée qui sont changées deux fois par jour ; vers le 10e jour la fistule stercorale commence à se fermer, et l'issue de matières fécales disparaît complètement à partir du 12e jour.

Le drainage a été abandonné à partir de ce jour, et la plaie abdominale est en voie de cicatrisation.

Observation III. — Didier Marie, 23 ans, demeurant 72 rue de Charenton.

Réglée à 11 ans, régulièrement, sans douleurs ni leucorrhée ; la

malade a toujours été bien portante jusqu'au mois de juillet 1889 ;
il n'y a jamais eu de douleur dans le ventre, jamais de métrorrha-
gie ni ménorrhagie ; pas de grossesse. Au mois de juillet dernier,
a malade commence à éprouver des douleurs dans le bas ventre,
accusés surtout à droite ; il n'y a jamais eu de douleurs à gauche ;
ces douleurs se rencontraient surtout pendant la marche, mais per-
sistaient aussi au repos ; le soir, la malade était prise de frissons,
sensation de chaleur, soif, etc ; cet état a duré jusqu'au 20 novembre, époque à laquelle la malade se décide à venir à l'hôpital Pascal ;
à l'examen on trouve : le col dans l'axe, lespiroïde, allongement de
la lèvre antérieure, orifice externe petit ; pas la moindre lésion ; le
corps utérus entièrement immobilisé ; est en anti-latéro-flexion
droite ; par le palpe bimanuel on sent l'utérus englobé dans de
véritables amas d'exsudats inflammatoires ; le ventre lui-même est
dur, peu dépressible, la pression est douloureuse ; dans le cul-de-
sac latéral droit on sent une tumeur nettement fluctuante, du volume du poing, pas mobile, douloureuse ; cette tumeur est allongée
transversalement, abaissée dans le cul-de-sac de Douglas où elle
est facilement sentie par le toucher rectal.

A gauche on sent le cul-de-sac correspondant rempli par une
masse compacte très dure, mal limitée, moins douloureuse que du
côté opposé ; il est impossible d'y sentir la trompe et l'ovaire qui
sont enfouis dans des exsudats de pelvi-péritonite.

On trouve également le cul-de-sac de Douglas rempli de brides
inflammatoires qui se continuent sur le côté avec les exsudats sen-
tis dans les culs-de-sac latéraux.

L'état général de la malade est mauvais : amaigrissement, ano-
rexie, nausées, vomissements, diarrhée constante ; le soir température 39°5 ou 38.

Diagnostic : pyosalpinx et péri-salpingite droits ; à gauche, vestiges de salpingite et péri-salpingite plus ou moins anciens et à peu
près éteints ; paramétrite postérieure ; utérus englobé par des
exsudats inflammatoires qui le circonscrivent et l'immobilisent.

Laparotomie le 22 novembre 1889 par M. Pozzi avec l'aide de
MM. de Lostalot et Baudron, internes du service ; incision abdominale de 6 centimètres ; on tombe, sitôt le péritoine ouvert, sur une
masse dure, qui n'est autre que l'épiploon enflammé, adhérent à l'intestin. Cette masse écartée avec les doigts, on tombe à droite sur

une poche résistante, immobilisable, adhérente de tous côtés ; en
cherchant à libérer la trompe dilatée des exsudats qui l'entourent,
M. Pozzi crève avec les doigts plusieurs foyers de périmétrite sup-
purée ; la trompe est amenée au niveau de l'incision abdominale ;
ligature du pédicule avec deux fils de soie croisés en X ; excision,
cautérisation du moignon du pédicule avec le thermo-cautère.

A gauche, on ne peut distinguer les annexes qui sont perdus dans
une masse inflammatoire ancienne, diffuse dans toute la partie gauche de l'excavation pelvienne ; on n'y trouve aucune rénitence, aucun signe de collection liquide ; M. Pozzi, jugeant trop grave la
décartication de cette masse inflammatoire qui d'ailleurs ne déter-
minait aucun trouble chez la malade, l'abandonne et on procède au
drainage et au tamponnement de la cavité abdominale suivant le
procédé de Mickulicz, après avoir toutefois pratiqué un lavage de
la cavité avec de l'eau bouillie. La plaie abdominale est ensuite su-
turée au-dessus du drainage au moyen de sutures continues au catgut formant trois plans : 1° péritoine, 2° muscles et aponévroses ;
3° peau ; trois fils de soie sont ensuite placés comme moyen de
soutènement. Pansement iodoformé. Durée de l'opération 30 minutes.

L'examen microscopique des pièces a démontré qu'il s'agissait
d'une pyosalpingite droite, non tuberculeuse, ainsi qu'on l'avait cru
d'abord en raison des noyaux d'épiploïte qui ressemblaient macros-
copiquement à des noyaux de péritonite tuberculeuse.

Jusqu'au 14ᵉ jour qui a suivi l'opération, la température s'est
maintenue entre 38° et 39° ; à partir de ce jour elle est tombée à
37° 5 et s'y est maintenue depuis.

Vers le 7ᵉ jour, en changeant les lanières iodoformées qui formaient le drainage, on trouve celles-ci imprégnées de matières fécales très liquides : il venait de se former une fistule stercorale ;
après avoir enlevé les lanières et en appuyant sur les côtés de la
plaie, on voit que les matières viennent de la profondeur du petit
bassin. Pendant les quatre jours suivants, 8, 9, 10 et 11 novembre,
l'issue des matières continue, et disparaît à partir du 12ᵉ jour ; depuis lors il n'y a plus eu la moindre évacuation de matières par la
plaie ; aujourd'hui 20 janvier 1890 la malade est guérie, la plaie est

complètement cicatrisée ; la malade a beaucoup engraissé ; elle ne souffre plus, n'a plus de fièvre.

Fait intéressant : les noyaux d'épiploïte que l'on sentait facilement par le palper abdominal ont disparu spontanément à la suite de l'opération.

CHAPITRE IV

TRAITEMENT CHIRURGICAL.

Il résulte de notre étude des troubles inflammatoires qui compliquent malheureusement trop souvent les laparotomies, et des complications que nous avons signalées comme pouvant en être la conséquence, que le traitement consécutif des laparotomies doit être des plus soignés et souvent des plus difficiles à être appliqué efficacement ; cette difficulté provient des nombreuses méthodes qui sont mises en jeu, surtout en ce qui concerne les adhérences, et des résultats satisfaisants que toutes ces méthodes ont semblé donner.

Nous voyons en effet journellement les partisans de l'électricité prôner ce mode de traitement dans les exsudats inflammatoires périsalpingitiques, et paramétritiques. Qu'il s'agisse d'exsudats inflammatoires consécutifs à une salpingite, à une lésion du col ou du corps de l'utérus, ou d'inflammation localisée secondaire à une laparotomie, la nature intime, anatomique du produit inflammatoire ne change pas, et partant, le traitement qui lui est applicable.

A côté de l'électricité il y a aussi le *massage* qui lui aussi a donné de bons résultats entre les mains de ceux qui en savent faire bon usage. Toutes les méthodes employées amèneraient la guérison si nous écoutions ceux qui en sont les instigateurs ou les continuateurs. Les résultats souvent satisfaisants, qu'ils en ont tirés dans le traitement des exsudats inflammatoires pelviens, proviennent surtout, à notre avis, de la tendance qu'ont ces foyers inflammatoires à la régression incomplète soit spontanée, soit sous l'influence d'une révulsion, souvent la plus légère. Il est arrivé à tous les gynécologues d'observer des femmes en possession de noyaux paramétritiques étendus au moment où ils les examinaient, et de retrouver dans un examen ultérieur ces foyers inflammatoires diminués de la moitié ou des trois quarts de leur volume primitif ; le seul traitement qu'elles ont cependant suivi a consisté dans des injections vaginales très chaudes, le repos et quelques vésicatoires.

Il faut cependant reconnaître que la résorption spontanée complète n'a généralement pas lieu, et c'est cependant là le principal but que l'on doit rechercher à atteindre. Nous exposerons donc ici quels sont les moyens que l'on doit employer dans le traitement des exsudats inflammatoires pelviens suppurés et non suppurés ; ce traitement peut être divisé en traitement chirurgical, traitement préventif et traitement médical.

A. — *Traitement chirurgical.*

Il concerne les foyers *inflammatoires septiques* et les *adhérences* que certains chirurgiens hardis et sûrs de leurs résultats opératoires ont tenté de détruire en allant directement les atteindre par une seconde laparotomie.

1° *Foyers inflammatoires suppurés.* — Nous avons signalé leur siège par ordre de fréquence ; le *pédicule* et le voisinage de la *cicatrice abdominale.* S'il s'agit d'un abcès siégeant au niveau ou au voisinage de la cicatrice abdominale, ce qui est assez rare, et qui reconnaîtra généralement pour cause un fil de suture, le traitement sera le même que s'il s'agissait d'un phlegmon de la paroi abdominale ; l'abcès siège assez loin de la masse intestinale protégée presque toujours par une couche assez épaisse d'adhérences, pour que l'on puisse y arriver sans crainte avec le bistouri et la sonde cannelée, draîner et pratiquer des lavages avec des solutions antiseptiques, eau phéniquée à 1/100° ou solution de sublimé à 1/1000°. Si l'on est certain d'être assez éloigné du péritoine et de l'intestin pour que les liquides antiseptiques ne puissent être en contact avec ces organes, on pourra pratiquer très efficacement des attouchements des parois de l'abcès avec un tampon imbibé de solution phéniquée forte à 5/100°. Il suffira ensuite de draîner avec un tube de caoutchouc ou mieux avec une lanière de gaze iodoformée. Dans certains cas, l'abcès peut siéger sous la paroi abdominale dans un point plus ou moins éloigné de la cicatrice ; l'incision portera alors sur la cicatrice et l'on arrivera jusqu'au foyer de suppuration par voie de décollement avec le doigt et la sonde cannelée ; on draînera et on pratiquera des lavages comme nous l'avons dit tout à l'heure.

Lorsque l'abcès a pour siège un noyau de paramétrite développé au pourtour du pédicule, on pourra y arriver par deux voies, séparément ou simultanément ; la *voie vaginale* et la *voie abdominale* ; le fait important est ici d'obtenir une facile évacuation des matières septiques ; on y arrive par le *drainage abdominal* et *vaginal*.

Drainage abdominal. — Certains chirurgiens se servent soit du tube en caoutchouc, soit du tube en verre de Kœberlé ou bien du tube en gomme durcie de Sims ; ils placent le tube dans l'angle inférieur de la plaie abdominale, ou dans le vagin par le cul-de-sac de Douglas. Pozzi (*Mémoire sur le drainage capillaire et le tamponnement antiseptique du péritoine à l'aide de la gaze iodoformée*) a été le premier en France à pratiquer le drainage de la cavité pelvienne au moyen de lanières de gaze iodoformée ainsi que l'ont préconisé à l'étranger Hégar et Mickulicz. Ce mode de drainage présente, outre ses avantages antiseptiques, celui d'amener une évacuation permanente et parfaite des liquides, grâce au pouvoir absorbant de la gaze et à la capillarité ; il en est de même des mèches de coton qui servent pour les lampes à alcool, rendues antiseptiques par l'éther iodoformé dans lequel on les laisse séjourner 48 heures ; la force aspiratrice naturelle due à la capillarité est ici bien supérieure à la simple vis à tergo, force insuffisante mise en jeu dans le drainage par les tubes dont nous avons parlé plus haut.

Le meilleur mode de drainage applicable aux abcès péripédiculaires consiste dans l'introduction par la plaie abdominale de deux ou plusieurs lanières de gaze iodoformée ; la lanière est introduite pliée en deux de façon à ce que les deux chefs ressortent par la plaie abdominale ; l'autre extrémité de la lanière est mise en contact avec le foyer suppuratif au moyen d'une longue pince à pansement ; les lanières, qui doivent être bien iodoformées à 20 0/0, sont changées tous les jours.

Drainage vaginal. — Il est bon d'adjoindre au drainage abdominal un drainage vaginal fait au moyen d'un tube de caoutchouc dont une extrémité est terminé en T ; pour le placement de ce tube, qui ne peut être fait que par la cavité pelvienne, on enfonce la pince de Wœlfler dans le cul-de-sac de Douglas, et l'on saisit le tube introduit dans la cavité pelvienne ; celui-ci est saisi par l'extrémité qui n'est pas terminée en T et attiré dans le vagin. Il est maintenu dans le cul-de-sac de Douglas par les deux branches du T. Ce drainage vaginal assure une évacuation constante des liquides, et afin que l'introduction de germes ne puisse se faire par son intermédiaire, l'extrémité vaginale du tube doit être enveloppée par un tampon de gaze iodoformée recouvert de baudruche; le tube doit être laissé en place tant qu'il s'écoule des liquides ; une fois que la source en est tarie, on peut l'enlever ; pour ce faire, il suffit de saisir le tube par son extrémité vaginale et de le tirer brusquement et avec violence ; les deux branches transversales du T se plient et passent facilement à travers l'orifice du cul-de-sac vaginal.

Le drainage abdominal doit être également continué jusqu'à ce que le trajet fistuleux qui conduit au voisinage du pédicule soit cicatrisé.

La cicatrisation du trajet fistuleux est parfois très longue à obtenir et laisse suinter très longtemps, parfois d'une façon désespérante, une plus ou moins grande quantité de pus ou de séro-pus ; ceci tient à la présence dans le pédicule d'un fil de soie qui a servi à faire sa ligature. Ce fil de soie qui s'est infecté soit par le pédicule lui-même septique, soit par des microbes venus ultérieurement jusqu'à lui par la cavité utérine, reste longtemps là comme une source constante de suppuration ; les parois du trajet deviennent fongueuses et contribuent à la formation du pus. La con-

duite à tenir en présence de ce suintement persistant consiste à introduire profondément jusqu'au pédicule une
curette de Wolkmann à long manche, et de gratter de façon
à détacher le fil et à l'amener à l'extérieur ; ce grattage qui
doit porter également sur les parois des vieux trajets fistuleux (dans une observation il remontait à 8 mois), est douloureux et doit être précédé d'un attouchement à la cocaïne;
il peut arriver que l'on soit obligé de faire plusieurs séan-
ces de grattage avant d'arriver à extraire le fil de soie.
Dans les trajets fistuleux anciens et étroits, il est indispen-
sable d'en pratiquer préalablement la dilatation au moyen
de fines tiges de laminaria.

2° *Adhérences*. — L'ouverture du ventre étant aujour-
d'hui considérée à juste titre comme une opération béni-
gne, certains chirurgiens encouragés par leurs résultats
opératoires ont eu l'idée d'aller détruire les adhérences
pelviennes par une laparotomie ; Schober (1) et M. Lucas-
Championnière sont les deux chirurgiens qui ont surtout
pratiqué l'opération dans ce but : les chirurgiens, qui ont
pratiqué des laparotomies secondaires pour des adhérences, n'y ont été entraînés que lorsque ces adhérences
déterminaient des phénomènes d'obstruction intestinale ;
les deux opérateurs cités ci-dessus ont eu en vue la libération d'adhérences siégeant autour d'annexes sains ou siégeant sur des anses intestinales ; l'opération respectait dans
ces cas l'ablation des annexes. M. Lucas-Championnière a
publié une statistique de 10 cas d'opération de Polk sans
un décès, et les résultats ont été des plus satisfaisants.
« Le pis aller dans un cas de ce genre, dit M. L. Cham-

(1) *Med. News*, 7 mai 1887.

pionnière, serait d'exposer la patiente à une nouvelle opération si on échouait ; beaucoup de malades consentiraient certainement à craindre l'ennui d'une nouvelle laparotomie pour tenter de conserver leurs ovaires.

Ces opérations, que l'on peut appeler conservatrices sont dans ces cas parfaitement justifiées, moins hardies et par conséquent moins dangereuses qu'une amputation des annexes. Mais lorsqu'on se trouve en présence d'une malade à laquelle on a enlevé les annexes malades, ou une tumeur quelconque et qui souffre plus ou moins longtemps après l'opération par le fait de l'existence d'adhérences, devra-t-on ouvrir à nouveau le ventre pour détacher ces adhérences ? on peut dire aussi bien « la malade y consentira-t-elle ? et en admettant qu'elle y consente, sera-t-on en droit de le faire ? oui, s'il était prouvé qu'une fois les adhérences détruites, elles ne se reproduiront plus ; ces 10 observations ne suffisent pas pour conclure à l'affirmative, car il en existe d'autres qui montrent péremptoirement que des adhérences préexistantes à une laparotomie se sont reproduites après l'opération et ont entraîné des conséquences graves ; non seulement il peut se faire une soudure de vieilles adhérences détachées, mais bien souvent il s'en crée de nouvelles après l'opération ; et si l'on n'avait en mains que l'ouverture du ventre pour guérir les adhérences, on se verrait entraîné à pratiquer une série de laparotomies chez une même femme pour atteindre un but inaccessible ; et d'ailleurs, peu de patientes consentiraient, je crois, à se laisser ouvrir deux fois l'abdomen, et ma foi elles auraient raison.

Quels sont donc les moyens que l'on doit employer pour

éviter la formation d'adhérences après une laparotomie, et, celles-ci formées, quel traitement employer pour les faire disparaître?

B. — *Traitement préventif.*

Il consiste dans les précautions à prendre *avant, pendant,* et *après* l'opération.

a) *Précautions à prendre avant l'opération* :

Les affections inflammatoires des annexes par continuité de lésion de la muqueuse utérine nous expliquent l'importance qu'il y a à pratiquer un curettage utérin après la laparotomie, toutes les fois qu'il s'agira de l'ablation d'annexes malades ; on supprimera ainsi une source d'infection pour le pédicule, et, par suite, une cause de formation de noyaux inflammatoires péripédiculaires, et d'adhérences. Il serait même préférable de pratiquer le curettage avant la laparotomie, s'il n'était à craindre la possibilité de rupture d'une collection intra-tubaire par les tractions exercées sur le col de l'utérus.

Tout chirurgien qui doit pratiquer une laparotomie ne doit pas négliger de désinfecter soigneusement l'intestin, 5 à 6 jours avant l'opération, par l'ingestion quotidienne d'une certaine quantité d'iodoforme ou de naphtol. Voici l'antiseptique intestinal que nous conseillons :

Iodoforme pulvérisé . . . . 0,05 centigr.
Naphtol β . . . .⎫
Bi-carb. de soude aa . . . . . ⎬ aa 0,50 »

en un ou deux cachets à prendre quotidiennement pendant les 6 jours qui précèdent l'opération.

Nous devons en effet admettre la possibilité de l'infection des liquides qui se sont épanchés dans le péritoine au voisinage de l'intestin, lorsque celui-ci a été altéré par les manipulations au cours d'une laparotomie, ou par la rupture d'adhérences ; ses propriétés physiologiques d'imperméabilité sont alors détruites, et les microbes contenus dans l'intestin peuvent filtrer à travers les tuniques intestinales et venir infecter les liquides collectés dans son voisinage ; c'est là nous dira-t-on une conception purement théorique ; nous répondrons que bien que ce fait ne soit pas reconnu expérimentalement, il peut être logiquement accepté et assimilé à ce qui se passe dans le sac d'une hernie étranglée ; or on sait que dans ce dernier cas, le liquide que contient le sac renferme des microbes qui ont filtré à travers les tuniques intestinales lésées par la constriction exercée par l'agent de l'étranglement.

b) *Précautions à prendre pendant la laparotomie.* — Nous avons dit au cours de ce travail que nous attachions une grande importance à la rapidité opératoire ; notre conviction à ce sujet a été suffisamment faite par les brillants résultats obtenus par notre maître M. Pozzi qui possède éminemment cette qualité d'opérer vite ; il va sans dire que moins longtemps le péritoine aura été manipulé et exposé à l'air, moins grandes seront pour lui les chances de lésions et d'inflammation.

Bumm recommande les précautions suivantes à prendre dans le but d'éviter les adhérences :

1° « Les parties déchirées, saignantes de la cavité abdomino-pelvienne doivent toujours être recouvertes par le péritoine au moyen d'une suture lisse et continue de catgut.

2° Les bords de l'incision du péritoine au niveau de la plaie abdominale doivent être réunis par une suture de même nature.

3° Le nombre des ligatures doit être restreint.

4° Éviter les irritations chimiques du péritoine que peuvent déterminer par leur causticité les liquides désinfectants, ainsi que les irritations mécaniques qui résultent d'une incision abdominale trop étendue ; on doit également se servir, dans le même but, d'éponges aussi molles et aussi douces que possible. »

La dernière proposition de Bumm nous semble être de première importance. Nous avons dit ce que nous pensions de la rapidité dans l'opération ; nous en dirons de même des petites incisions abdominales ; nous croyons, qu'à part la rareté des éventrations ultérieures, elles entrent pour une bonne part dans les succès complets de l'opération. Dans les affections des annexes qui ne s'accompagnent pas de tumeurs volumineuses, l'introduction de deux doigts seulement dans la cavité abdominale par une petite incision suffit pour saisir les trompes et les ovaires et les amener en dehors de la plaie du ventre ; on évite ainsi les irritations du péritoine provoquées par l'introduction de la main entière à travers une large incision. Les incisions que pratiquent journellement MM. Pozzi et Picqué ne dépassent généralement pas 6 à 7 centimètres dans les cas de salpingectomies, alors que les annexes ne sont pas prolabés et adhérents dans le Douglas ; et même alors, chez les femmes maigres et à parois abdominales peu épaisses, il est facile d'aller les y atteindre et les libérer de leurs adhérences au moyen de deux doigts seulement. S'il existe une collection liquide volumineuse dans les trompes ou les ovaires, il suffit de la ponctionner d'abord, pour attirer ensuite la poche à l'extérieur à travers une petite incision.

Nous sommes entièrement convaincus que c'est à la rapidité opératoire et au bénéfice que l'on retire des petites incisions que Lawson Tait doit les beaux résultats qu'il obtient, étant donné que cet opérateur est loin d'être le proto type du chirurgien aseptique.

Ajoutons aux précautions que nous venons d'indiquer l'abstention que l'on doit faire autant que possible des lavages du péritoine, à moins qu'il n'y ait eu déversement dans la séreuse d'un liquide septique. Dans ce cas, l'eau bouillie tiède sera le liquide de choix, et son introduction devra être faite lentement et sans force, par exemple au moyen d'un tube de verre plongé dans le cul-de-sac de Douglas.

Précautions à prendre après une laparotomie.

Nous avons vu plus haut que Müller, rejetant l'emploi de liquides désinfectants susceptibles de causticité pour le péritoine, préconise l'introduction dans le ventre d'une solution de chlorure de sodium à 1/100 et à la température du sang, dans le but de séparer les anses intestinales entre elles et d'éviter ainsi leur adhérence ; il est d'autres chirurgiens qui déconseillent également, dans le même but, l'emploi des bandages compressifs. Ces précautions sont inutiles pourvu qu'on ait le soin de prévenir l'atonie et l'immobilité de l'intestin par des purgatifs ou laxatifs ; ceux-ci doivent être administrés le 2ᵉ jour de l'opération afin de pro-

voquer les contractions péristaltiques de l'intestin. Il est
toutefois préférable d'employer pour commencer les lave-
ments plutôt que les purgatifs, ces derniers occasionnant
généralement des coliques d'autant plus douloureuses
qu'elles se surajoutent aux douleurs abdominales résultant
de l'opération elle-même ; un mélange de 6 cuillerées de
vin rouge et de 2 à 3 cuillerées de glycérine constitue un
lavement suffisamment énergique et à effet rapide. Vers le
4e ou le 5e jour, alors que les douleurs abdominales ont à
peu près cessé, il est utile d'administrer un purgatif. Celui-
ci a sur le lavement l'avantage de déterminer des mouvements intestinaux de plus longue durée, et son action se
fait sentir sur toute l'étendue du canal intestinal.

  Il y a quelques années, les chirurgiens cherchaient, par
l'administration de l'opium, à obtenir l'atonie et l'immobilité de l'intestin, afin d'empêcher que des anses intestinales enflammées n'aillent par leurs mouvements commu-
niquer l'inflammation aux anses voisines, ou bien, dans le
but de favoriser des adhérences suffisantes, pour emprison-
ner le foyer primitif et en limiter l'action comme l'étendue.
Or, ainsi que le fait remarquer Terrillon, « il est logique
de penser que, par son action même, l'appel que fait le purgatif du côté de la muqueuse intestinale peut favoriser
l'absorption des liquides épanchés dans le péritoine, tout
comme dans l'ascite on voit baisser le niveau du liquide à
la suite de la prise d'un drastique. C'est donc là le moyen
d'empêcher le séjour dans le péritoine des liquides qui
peuvent s'y altérer. Terrillon est convaincu d'avoir en-
rayé le début d'une péritonite par l'emploi répété de purgatifs. En Angleterre, Lawson Tait et Keith ont signalé

plusieurs cas analogues et sont très partisans de cette manière de faire » (1).

Quelques chirurgiens, avons-nous dit, tels que Müller, Bumm, Gusserow, rejettent l'emploi des bandages compressifs ; nous pensons au contraire, qu'en outre de la possibilité de provoquer des contractions intestinales malgré la compression exercée par un bandage, celle-ci est utile pour faciliter la résorption des liquides épanchés dans la cavité péritonéale et dans la plaie abdominale, et qui sont susceptibles de s'y altérer.

Les *courants faradiques* peuvent fournir un excellent moyen de prévenir les adhérences, mais seulement les adhérences entre l'intestin et les parois abdominales. Nous avons voulu nous rendre compte de l'action de ces courants sur les mouvements de l'intestin ; on sait que beaucoup de médecins et chirurgiens emploient souvent l'électrisation pour combattre l'obstruction intestinale ; leur but est dans ces cas absolument illusoire, l'électrisation faite dans ces conditions n'ayant aucune action sur les mouvements péristaltiques de l'intestin. Pour nous en assurer, nous avons pris des lapins auxquels nous avons ouvert le ventre afin d'avoir sous les yeux la masse intestinale ; nous avons appliqué le pôle positif au-dessus de l'angle supérieur de la plaie abdominale, et le pôle négatif dans le rectum ; nous avons pu constater dès lors que le passage du courant n'amenait que des contractions des parois abdominales et nullement de l'intestin, et ne pouvait suffire pour combattre une obstruction due à un valvulus, un iléus

(1) TERRILLON, *Soins consécutifs aux laparotomies et ovariotomies*, leçons recueillies et publiées par M. Jacquinot dans *Bulletin de thérap.*, 15 nov. 1887.

ou une paralysie intestinale, pas plus qu'il ne pouvait
empêcher la formation de l'adhérence des anses intestinales entre elles ou avec un pédicule ; par contre les contractions des parois de l'abdomen peuvent prévenir leur adhérence avec l'intestin; il ne serait donc pas inutile d'employer
le dernier moyen que nous indiquons, une fois la plaie
abdominale cicatrisée, c'est-à-dire vers le dixième jour
après l'opération ; si les adhérences étaient déjà formées,
l'électrisation pourrait déterminer leur tiraillement et
leur allongement, peut-être même leur disparition au dire
de certains auteurs (Rockwell, Apostoli).

CHAPITRE V

TRAITEMENT MÉDICAL.

Le traitement médical des produits inflammatoires qui se sont développés à la suite des laparotomies n'a trait qu'à ceux de ces exsudats qui ne suppurent pas et aux adhérences, et qui ne s'accusent que par des symptômes douloureux et de compression (douleurs dues à l'entérocèle adhésive, douleurs vésicales, constipation opiniâtre s'accompagnant d'engouement intestinal et de pseudo-étranglement, sciatiques, névralgies par compression de plexus nerveux).

Pour être complet, nous devrions passer en revue les différents moyens mis habituellement en usage pour amener la résorption de ces exsudats inflammatoires ; c'est ainsi que les révulsifs, l'électricité, le massage devraient occuper une place importante dans une étude qui nous entraînerait trop loin, et dépasserait le but que nous nous proposons. Bien que, parmi les nombreux moyens employés à cet effet, l'électricité ait donné d'excellents résultats entre les mains de A. Martin, Mundé, Rockwell, Apostoli, Chéron, de même que la méthode de Thure-Brand entre celles de Profanter et de Prochownick, nous désirons attirer l'attention sur l'action résolutive des eaux chlorurées-sodiques fortes dans la thérapeutique des exsudats inflammatoires et des adhérences pelviennes ; nous nous réservons d'ailleurs de traiter ultérieurement dans un travail spécial les indications et contre-indications des eaux chlorurées sodiques dans le traitement des affections gynécologiques en général.

Disons de suite, et quoi qu'en aient dit la plupart de nos confrères qui exercent la médecine dans les stations d'eaux salines, que les eaux chlorurées sodiques insuffisantes et peu efficaces dans les altérations profondes du parenchyme des annexes de l'utérus, trompes ou ovaires, surtout lorsque ces altérations reconnaissent une origine septique, sont au contraire d'une efficacité incontestable dans les lésions inflammatoires de voisinage de ces organes, c'est-à-dire dans les périsalpingites et les exsudats paramétritiques, surtout lorsque ces produits sont de formation récente ; ce que nous disons des inflammations qui ont eu pour point de départ une salpingo-ovarite, nous le dirons de même des adhérences qui surviennent après les laparotomies sans spécifier le point de départ de ces adhérences, qu'elles soient elles-mêmes d'origine inflammatoire ou qu'elles soient le résultat d'une simple action irritative ou d'épanchements sanguins intra-péritonéaux, ainsi que nous l'avons supposé dans le cours de notre travail. Notre conviction en ce qui concerne l'action des eaux salines fortes sur les altérations profondes, chroniques des annexes utérins et sur les exsudats inflammatoires périmétritiques a été suffisamment établie par les observations que nous avons recueillies tant à Salies-de-Béarn que parmi les malades opérées à Paris par notre maître M. Pozzi ; ces dernières avaient fait plusieurs saisons à Salins et le traitement thermal n'avait pas amené d'amélioration assez sensible pour leur éviter une ablation des annexes qui présentaient invariablement des lésions d'ophroo-salpingite chronique ; mais à côté de ces résultats négatifs que nous considérons comme étant ici de notre devoir de les signaler et qui n'excluent pas la valeur réelle des eaux chlorurées dans le traitement de certaines métro-salpingites légères, catarrhales, dérivant plutôt d'un état général lymphatique ou strumeux que d'une infection septique, à côté de ces résultats négatifs, disons-nous, nous devons citer les résultats positifs que nous avons obtenus contre les exsudats inflammatoires périsalpingitiques.

Parmi nos observations, nous en citerons une qui offre le type le plus caractéristique d'exsudats inflammatoires pelviens guéris par les eaux chlorurées sodiques fortes.

Observation. — Mme J. B., 23 ans, a toujours été bien portante jusqu'à une grossesse survenue en 1888.

7 janvier 1889. Accouchement très laborieux, le travail commencé dans la soirée ne s'est terminé que le lendemain à dix heures ; la période d'expulsion fort lente s'est accompagnée d'une déchirure du périnée à la sortie des épaules ; hémorrhagie *post-partum* très abondante suivie de syncope ; le Dr Etchebarne, appelé aussitôt par la sage-femme, fait le tamponnement vaginal, et l'hémorrhagie s'arrête ; adhérence du placenta, dont l'extraction artificielle a été faite par un accoucheur ; il n'a été fait que des injections antiseptiques vaginales, pas d'injections intra-utérines ; au 4e jour après l'accouchement, fétidité des lochies, grands frissons, fièvre intense 41°, ballonnements du ventre, langue sèche, noirâtre, etc. ; le Dr Etchebarne appelé à ce moment pratique plusieurs injections intra-utérines.

11 janvier. M. Doléris fait le curettage de l'utérus, et retire de petits fragments placentaires, des caillots sanguins exhalant une odeur très fétide ; après le curettage, il est pratiqué un écouvillonnage à la créosote pure, et un tamponnement utérin avec des boulettes d'ouate imprégnées d'iodoforme ; plaie vulvaire recouverte de fausses membranes, œdème considérable de la vulve.

A la suite de ce traitement, léger abaissement de la température,
état général meilleur ; les phénomènes d'infection puerpérale ont
persisté depuis l'époque de l'opération jusqu'au 21 janvier, caractérisés par une grande élévation de la température 38° le matin,
40° le soir, grands frissons, sueurs profuses, délire, vomissements,
ballonnement du ventre, œdème des membres inférieurs ; le 21 janvier, phlegmation *alba dolens* de la cuisse droite ; empâtement de la
crurale, bourrelets variqueux du membre inférieur droit ; à partir
du 29 janvier jusqu'au 11 février, les oscillations de la température
varient entre 37° et 38°5 ; puis réapparition de nouveaux frissons,
température à 40° ou 39°5, vomissements, phénomènes asphyxiques
intenses, état syncopal répété, dus vraisemblablement à de petites
embolies pulmonaires ; M. Doléris examine la malade à ce moment
et trouve des varicosités dans le cul-de-sac latéral gauche : vésica-
toire au niveau de l'arcade crurale gauche, sulfate de quinine
1 gramme matin et soir en lavement. Depuis le 13 février, après
quelque amélioration dans l'état général, de nouvelles crises embo-
liques ont lieu (cyanose, dyspnée excessive, battements tumul-
tueux du cœur avec arrêt du pouls etc. ; les phénomènes asphyxiques diminuent peu à peu, l'état général de la malade s'améliore
les jours suivants, mais l'urine est albumineuse, les jambes sont
œdématiées : le membre supérieur gauche, la partie latérale gauche
du cou sont le siège d'un œdème blanc douloureux et d'un état variqueux des veines qui indique une obstruction veineuse remontant
assez haut (sous-clavière), râles sibilants et râles sous-crépitants de
conjection pulmonaire ont été les seuls signes pulmonaires.

Dans les premiers jours de mars la malade se lève, l'appétit est
revenu, les crises asphyxiques ont disparu, la tempe est normale ;
il existe encore un peu d'empâtement de la racine de la cuisse
droite ; *on sent au niveau de la fosse iliaque droite un empâtement*
profond remontant assez haut, formant un véritable plastron ; le
toucher vaginal et le palper abdominal révèlent un empâtement de
tout le côté droit du petit bassin, occupant tout le ligament large
de ce côté et se continuant en haut avec le plastron abdominal ; cet
empâtement résulte très vraisemblablement de la périphlébite et
périlymphangite des vaisseaux du ligament large, ainsi que de l'in-
flammation de la trompe droite. Cette exploration est douloureuse ;
des douleurs lancinantes existent également pendant la marche ; ces

symptômes locaux du côté du bassin persistent jusqu'en septembre, époque à laquelle **M.** Doléris conseille à la malade les eaux de Salies-de-Béarn. A son arrivée dans cette station. nous. examinons avec soin la malade afin de pouvoir bien noter les modifications qui pourront survenir à la suite du traitement thermal, et voici ce que nous constatons : *le cul-de-sac latéral vaginal droit est occupé par une tumeur de la grosseur du poignet, dirigée transversalement et occupant le siège de la trompe ; pour arriver à sentir nettement cette tumeur on est obligé d'exercer une pression assez forte sur la paroi abdominale et dans le cul-de-sac vaginal afin de vaincre la résistance offerte par un plastron dur qui occupe la fosse iliaque et qui semble formé par une infiltration de tous les tissus qui séparent la trompe de la paroi abdominale superficielle ; il existe également au niveau de la fosse iliaque une vascularisation considérable formée par la dilatation des veines de la région.*

Du côté gauche la trompe est simplement un peu douloureuse, sans augmentation de volume, sans épaississement du ligament large, comme du côté opposé.

La menstruation est régulière, il existe cependant une leucorrhée abondante. La malade marche difficilement, et la moindre fatigue est suivie de douleurs dans le bas-ventre et de violentes palpitations ; nous constatons l'existence de cette circulation veineuse supplémentaire qui existe dans la région cervicale et sous-claviculaire gauches.

Il s'agit donc ici de vestiges d'une infection puerpérale, caractérisés du côté des organes du petit bassin par une salpingite droite sans collection tubaire, mais accompagnée d'exsudats périmétritiques formant une véritable coque autour de la trompe, ainsi que de périphlébite et périlymphangite des vaisseaux qui parcourent le ligament large et qui ont eu pour point de départ une infection de la cavité utérine survenue après l'accouchement ; d'un autre côté le plastron abdominal dû très vraisemblablement à des lésions inflammatoires de voisinage ayant envahi l'épiploon ainsi qu'on l'observe assez souvent à la suite des salpingites.

Le lendemain de son arrivée à Salies, la malade est soumise au traitement habituel consistant les 6 premiers jours en eau salée mitigée d'eau douce ; à partir du 6ᵉ jour les bains sont administrés purs mais additionnés d'eau mère, riche en bromures, destinée à combattre la susceptibilité nerveuse qui est en général si facilement éveillée par les bains purs chez les femmes atteintes d'affections utérines ; douche salée tiède quotidienne dans la région lombo-sacrée.

Au 15e jour du traitement nous examinons la malade et voici ce que nous constatons : *disparition complète du plastron abdominal, résorption presque totale des exsudats périsalpingitiques ; la trompe paraît être encore assez volumineuse, en raison d'adhérences qui l'englobent encore, elle est douloureuse, mais moins qu'au début du traitement. Au 30e jour du traitement, il n'existe plus la moindre trace d'inflammation périmétritique ; la trompe encore douloureuse est libre, mobile, ainsi que l'ovaire, l'empâtement du ligament large a totalement disparu ; l'état général de la malade est excellent, elle marche longuement sans la moindre fatigue, tout au plus éprouve-t-elle, à la suite de la fatigue, un point douloureux dans la fosse iliaque droite.*

A son retour à Paris. Mme *B. est examinée par le D*^r^ *Doléris qui a constaté lui-même les excellents résultats qu'elle a retirés du traitement par les eaux chlorurées sodiques.*

RÉFLEXIONS : Il ressort de cette observation que, même dans les inflammations septiques des annexes, les eaux salines fortes ont une action résolutive réelle ; que cette action résolutive porte surtout sur les produits inflammatoires néoformés (périsalpingite, périphlébite, périlymphangite) ; la salpingite proprement dite semble être moins heureusement influencée, ainsi que l'attestent les douleurs qui ont persisté. Nous irons plus loin en disant que nous sommes convaincus que la malade qui fait l'objet de cette observation n'est pas absolument à l'abri de la nécessité d'une intervention chirurgicale ; *mais nous ne saurions trop faire ressortir ici l'atténuation de la gravité opératoire qui résulte de la disparition des nombreuses adhérences qui englobaient la trompe et l'ovaire ;* or on sait combien plus grave est le pronostic d'une laparotomie au cours de la-

quelle on a été obligé de faire des dilacérations intra-pel-
viennes par libération des adhérences.

L'action des eaux chlorurées sodiques sur les exsudats
inflammatoires pelviens, comme dans le cas présent, ne
saurait agir moins efficacement dans les exsudats inflammatoires et les adhérences qui se forment à la suite d'une
laparotomie, étant donné d'ailleurs que très souvent ces
adhérences post-opératoires ne sont autres que les mêmes
adhérences qui ont été détachées au cours de l'opération
et qui se sont ressoudées ultérieurement.

Les eaux chlorurées sodiques jouent certainement un
rôle tout aussi important dans la thérapeutique des exsudats pelviens que dans celle des tuberculoses locales et des
myômes utérins, ces deux dernières affections étant jusqu'ici considérées comme les plus justiciables de ce mode
de traitement ; et encore ferons-nous quelque réserve au
sujet de l'influence des eaux chlorurées sodiques sur la
régression des fibromes ; la question de diagnostic est ici
des plus importantes : l'on sait en effet la difficulté qu'il y
a souvent de différencier de la paramétrite postérieure certains myômes développés aux dépens de la paroi postérieure de l'utérus ; nous en dirons de même des myômes
de faible volume inclus dans les ligaments larges ; les eaux
chlorurées sodiques agissent surtout sur la douleur et les
hémorrhagies ; certains myômes, observés comme ayant
considérablement et rapidement diminué de volume à la
suite du traitement thermal, n'étaient peut-être parfois
que des noyaux inflammatoires du paramétrium.

Il nous paraît difficile de pouvoir donner une interpré-
tation physiologique absolument exacte à l'action des eaux

chlorurées sodiques sur les faits que nous signalons ;
nous devons nous contenter de données théoriques que
nous ne voulons pas aborder ici, cette étude devant nous
entraîner trop longuement sur la question de l'absorption
du revêtement cutané et des muqueuses, ou des modifications d'origine réflexe qui surviennent dans les organes profonds, grâce à l'action exercée sur les éléments
nerveux de la peau par les éléments chimiques combi-
nés qui entrent dans la composition des eaux chlorurées
sodiques fortes. Cette étude physiologique est d'ailleurs
admirablement exposée et très intelligemment comprise
dans un travail de notre confrère et ami le Dr Foix sur les
eaux chlorurées sodiques de Salies-de-Béarn (1).

(1) *Étude médicale sur les eaux de Salies-de-Béarn*, par le Dr Foix.

TABLE DES MATIÈRES

Imp. G. Saint-Aubin et Thevenot, Saint-Dizier (Haute-Marne), 30, passage Verdeau, Paris.

Imp. G. Saint-Aubin et Thevenot, Saint-Dizier (Hte-Marne). 30, passage Verdeau, Paris.

9 782019 229344